QUELQUES RÉFLEXIONS

MÉCANISME DE L'EXCRÉTION DE L'URINE,

SUIVIES D'OBSERVATIONS SUR LA RÉTENTION COMPLÈTE
DE CE LIQUIDE;

PAR M. AMUSSAT.

———

Dans l'état habituel, pour que l'excrétion de l'urine ait lieu facilement, le tronc se fléchit en devant, afin de relâcher les muscles de l'abdomen, et de diminuer la courbure de la région lombaire. Le diaphragme se contracte, aidé de l'action des poumons; je veux dire que ces organes se remplissent d'air pour soutenir l'effort de ce muscle; car lorsqu'un homme est debout, les viscères abdominaux sont poussés par le diaphragme contre la face postérieure de la paroi antérieure de l'abdomen : celle-ci réagit, et les tient appliqués contre elle et la colonne vertébrale; dans cet état, ils ne peuvent guère peser sur les viscères du bassin; et pour être refoulés dans cette cavité, la flexion du tronc en devant est indispensable.

Dans la tympanite, les intestins ne peuvent descendre, malgré la flexion du tronc, à cause des gaz qu'ils contiennent, et de la distension des muscles. Aussi observe-t-on que souvent, dans ce cas, l'excrétion de l'urine est impossible, malgré les efforts que font les malades pour uriner ; on est alors obligé de sonder, et cela m'est arrivé plusieurs fois.

Dans l'état ordinaire, le tronc étant courbé en avant, les viscères sont poussés en bas par l'action combinée du diaphragme et des muscles abdominaux ; les intestins glissent alors le long de la face postérieure de la paroi antérieure de l'abdomen sur la face postérieure de la vessie, descendent dans le bassin, et compriment graduellement cet organe de haut en bas, et d'arrière en avant, comme on peut le concevoir, en se rappelant la manière dont se comporte le péritoine en allant de la paroi antérieure de l'abdomen à la vessie, la position oblique de cet organe, et sa forme qui est bien différente de celle que lui donne l'insufflation.

La partie inférieure de la vessie est aussi comprimée par le rectum chez l'homme, et par le vagin chez la femme. Ces organes eux-mêmes sont soutenus par le releveur de l'anus ; de sorte que la vessie est comprimée en haut, en arrière et en bas par des organes mous ; en devant, au contraire, elle appuie contre des parties résistantes ; ce sont la symphyse et les os des pubis. Dans le même sens et sur les côtés, elle est soutenue aussi par les muscles obturateurs internes, les releveurs de l'anus eux-mêmes. Aussi observe-t-on que lorsque la vessie est entièrement vide, elle se trouve appliquée derrière la symphyse, et aplatie d'arrière en avant.

Outre cette compression extérieure dans tous les sens, la vessie a dans ses parois une force musculaire indépendante de la volonté, qui comprime presqu'immédiatement le fluide qu'elle contient. Cette force réside dans la couche musculeuse très-marquée qui se contracte évidemment : pour s'en convaincre, il suffit de mettre à découvert la vessie d'un animal vivant.

Il paraît que la vessie a besoin, pour se débarrasser

du fluide qu'elle contient, de deux forces, c'est-à-dire, d'une compression extérieure par le moyen des objets qui l'environnent, et d'une compression forte, inhérente à ses parois. Ce qui tend à le prouver, c'est que si l'une de ces deux forces manque, l'excrétion de l'urine ne peut s'effectuer, comme le démontrent la paralysie de la vessie pour un cas, et la tympanite pour l'autre.

Il semble donc que le sphincter de la vessie ne se laisse vaincre que par l'action des fibres charnues de cet organe. Ces fibres agissent de la circonférence de l'ouverture urétrale de la vessie sur la périphérie de l'organe ; je parle des fibres longitudinales ; les circulaires concourent aussi à dilater le sphincter en se contractant, par un mouvement vermiculaire du sommet vers la base.

Les changemens qui arrivent à l'urètre pendant l'émission de l'urine, méritent beaucoup d'attention. D'abord la prostate est un peu abaissée, et par conséquent le commencement de l'urètre. Les cuisses sont écartées, pour permettre au périnée de s'étendre et donner plus de latitude aux releveurs de l'anus et aux muscles du périnée, et en particulier à ceux de l'urètre. Le pénis est relevé et quelquefois un peu allongé, pour faire disparaître les plis du canal et redresser ce conduit ; c'est ce que l'on exécute instinctivement, lorsque l'on est pressé par le besoin d'uriner.

L'urètre est passif dans l'excrétion de l'urine, jusqu'à ce qu'il n'y ait plus assez de ce fluide dans la vessie pour pousser devant lui la portion qui est dans le canal ; mais alors, pour se débarrasser de l'urine qui reste dans son intérieur, l'urètre se contracte depuis le sphincter jusqu'au tissu spongieux, c'est-à-dire que les deux lobes de la prostate sont rapprochés par les fibres qui les enveloppent ; et celles de la portion mem-

braneuse qui font suite, continuent de chasser le fluide:
alors l'urine arrive dans un point du canal qui est dé-
pourvu de fibres charnues; mais vis-à-vis se trouve le
muscle balbo-caverneux qui en tient lieu, et même qui
se contracte avec tant de force, qu'il expulse l'urine
non seulement de la portion du conduit à laquelle il
correspond, mais encore de celle qui lui est antérieure.
Il arrive cependant quelquefois que des gouttelettes
d'urine s'arrêtent à la terminaison de ce muscle, c'est-
à-dire vers le milieu de la verge en bas, et on est obligé de lui imprimer quelques mouvemens pour les faire
tomber.

On observe particulièrement ce que je viens de dire
chez les vieillards, parce que chez eux le muscle bulbo-
caverneux a perdu de sa force; c'est le muscle qui suspend momentanément, lorsqu'on veut, l'émission de
l'urine, ou mieux qui divise le jet en deux moitiés par
l'aplatissement du canal, au moyen de sa contraction:
cela ne peut avoir lieu toutefois qu'après avoir fait cesser la compression abdominale. Quant à la contraction de la vessie, elle n'est pas sous l'influence de la volonté, puisqu'on ne peut la déterminer que par la pres-
sion extérieure, et par conséquent presque aussitôt que
celle-ci cesse entièrement, l'autre n'agit plus.

De ce que je viens de dire, il ne faudrait pas con-
clure que c'est le muscle bulbo-caverneux qui tout seul
suspend l'excrétion de l'urine; car cette suspension
peut avoir lieu chez la femme, et cependant ce muscle
n'existe pas.

Après l'évacuation de l'urine on éprouve très-sou-
vent, surtout dans les temps froids, un mouvement
d'horrification, quelquefois même une espèce de tremblement occasioné par la soustraction du calorique que

contient ce fluide, et par l'abord plus facile du sang dans ce point.

S'il existe dans l'urètre un obstacle, il s'opère nécessairement alors un grand changement dans l'excrétion de l'urine.

Dans l'état habituel, lorsque le col de la vessie, cédant aux contractions de cet organe, donne issue au liquide qui y était contenu, l'urine s'écoule sans exiger de nouveaux efforts, soit de la part des muscles, soit de celle de la vessie. Dans le cas, au contraire, où le canal rétréci dans un de ses points s'oppose à l'émission de l'urine, pour que cet obstacle soit surmonté il faut que ces mêmes organes fassent des efforts bien plus grands et bien plus soutenus.

Alors la position du tronc et des membres change entièrement pour favoriser ces nouveaux efforts. Ainsi, le tronc est fortement courbé en avant, les cuisses écartées et souvent même fléchies sur les jambes, comme pour aller à la garde-robe. Dans cette position, les contractions simultanées des muscles diaphragmes et abdominaux tendent à porter plus directement en bas et en arrière les viscères de l'abdomen, et par conséquent compriment beaucoup plus la vessie, tandis que les releveurs de l'anus soulèvent davantage le bas-fond de cet organe.

Pour augmenter encore la puissance de tous ces muscles, souvent le malade, s'appuyant sur ses membres supérieurs, fait de longs efforts d'inspiration. La face se tuméfie, toutes les veines du corps se gonflent, particulièrement celles du pénis, qui entre alors dans une demi-érection. Le gland devient d'un bleu très-foncé.

Lorsque la résistance opposée par le rétrécissement à l'émission de l'urine a été surmontée, ce liquide s'écoule goutte à goutte, et bientôt par un jet filiforme et souvent bifurqué, d'autant plus tenu, que l'ouverture du rétrécissement est plus petite.

Plus le rétrécissement du canal sera ancien, plus les difficultés d'uriner seront grandes. En effet, comme la plupart de ces sortes d'obstacles sont formés par un bourrelet de la membrane muqueuse urétrale endurcie, qui occupe une partie de la circonférence ou toute la circonférence de ce canal, toutes les fois que les efforts pour uriner se répètent, ces brides souvent circulaires, poussées par la colonne d'urine qui vient de la vessie, forment des espèces de valvules en cônes, dont le sommet dirigé en avant tend toujours à se rétrécir.

La portion de l'urètre, située derrière l'obstacle, sans cesse distendue par l'urine expulsée de la vessie, et qui ne peut s'écouler comme dans l'état habituel, s'enflamme facilement, et secrète en abondance des mucosités qui d'ordinaire forment une espèce de bouchon, qui venant à obstruer l'ouverture du rétrécissement, est toujours dans ce cas la cause immédiate de la rétention d'urine.

Jamais le canal n'est entièrement oblitéré. Je n'en connais aucun exemple bien authentique; et sur deux pièces pathologiques examinées superficiellement et prises pour des oblitérations complètes, j'ai retrouvé le véritable conduit. Il suit de là que la continuité du canal existe; mais il est si étroit dans un point, qu'il est presque impossible de trouver l'ouverture, avec quelque instrument que ce soit, sans déchirer l'urètre. Au contraire, quelque serré que soit le rétrécissement, un liquide poussé d'avant en arrière s'insinuera dans le petit trou, le dilatera, repoussera le bouchon de mucosités qui est derrière, et permettra à l'urine de s'écouler presque aussi bien qu'avant la rétention.

(7)

Je pourrais citer à l'appui de mon opinion, ce que font instinctivement tous les malades affectés du rétrécissement : avant d'uriner, d'une main ils se compriment le gland pour retenir le liquide urinaire; et lorsqu'il s'est accumulé dans la partie de l'urètre qui se trouve devant l'obstacle, ils pressent avec l'autre main sur ce point, pour obliger une partie de l'urine à repasser par l'ouverture du rétrécissement, qui par ce moyen est élargie et quelquefois déchirée. Brunighausen prétend avoir ainsi guéri trois rétrécissemens de l'urètre.

C'est d'après ces idées que j'ai été conduit à employer les injections forcées et graduées. Dans le principe, je ne me servais des injections que pour faciliter l'introduction des sondes droites, dans le cas de rétrécissement de l'urètre, comme l'avait proposé Sœmeringue pour les bougies. Bientôt je me suis convaincu combien, en empêchant le retour de ce liquide, on obtenait de dilatation dans le rétrécissement. Alors l'idée m'est venue de ne me servir de la sonde que comme conducteur du liquide, et dans plusieurs cas de rétention complète d'urine, pour lesquels on aurait été obligé de recourir au cathétérisme forcé ou à la ponction de la vessie, j'ai eu la satisfaction de faire cesser l'accident, comme on peut s'en convaincre par les trois observations qui suivent.

PREMIÈRE OBSERVATION.

M. J...., âgé de 30 ans, musicien, d'une constitution sanguin-lymphatique, eut, pendant qu'il était au service militaire, trois gonorrhées qu'il ne traita jamais avec beaucoup de soin, et pour lesquelles il ne suivit aucun traitement régulier. Il se rappelle seulement avoir pris quelquefois du baume de Copahu dans du lait; il n'a fait qu'une seule injection dans l'urètre avec de l'extrait de saturne.

Il y avait trois ans que l'écoulement causé par la dernière gonorrhée avait cessé, lorsque M. J.... vint à Paris en mars 1820. Deux mois environ après son arrivée, à la suite d'une soirée où il avait bu du vin et d'autres liqueurs alcooliques, il éprouva de la difficulté à uriner. Il prit du sel de nitre dans une tisane de chiendent; mais cette boisson ne lui procura pas le soulagement qu'il espérait.

La nuit se passa dans les plus grandes douleurs. Le malade était agité d'une fièvre violente; il y avait ischurie. Le lendemain, un chirurgien le sonda avec une sonde de gomme élastique, dans laquelle il avait introduit pour mandrin une tige de fil de fer. L'instrument pénétra dans la vessie, mais non sans beaucoup de peine; et les douleurs qu'éprouva le malade, le sang qui sortit de l'urètre après l'opération, semblent indiquer que le canal avait été fortement violenté.

La sonde fut fixée dans la vessie pendant cinq jours, après lesquels elle se retira, et fut ensuite replacée. Le malade rendait des mucosités sanguinolentes dans ses urines, dont l'excrétion était devenue un peu plus facile.

M. J.... demeura dans cet état à peu près deux ans et demi; et pendant tout ce temps il eut un écoulement qui aussitôt qu'il disparaissait, était remplacé par une dysurie. A la fin ne pouvant uriner que goutte à goutte et encore avec peine, il se servait d'une petite bougie très-fine, qu'il introduisait dans le canal, jusqu'à un obstacle qu'il cherchait à franchir. Il sortait alors un petit caillot de sang, ou des mucosités, qui étaient suivies d'un petit jet d'urine, dont la grosseur donnait l'idée du diamètre du rétrécissement.

Au mois de décembre 1824, la bride qui formait le rétrécissement parut tellement oblitérer le canal, que le malade ne trouvait plus aucun soulagement dans l'introduction de sa bougie. Tourmenté par l'irritation générale du canal, par le besoin d'uriner qui se faisait sentir à chaque instant, il faisait les plus grands efforts sans pouvoir faire sortir une seule goutte d'urine. Telle était la position du malade, lorsque M. Hauregard, son médecin, m'appela.

J'invitai M. J.... à faire en ma présence des tentatives pour uriner. Le gland s'épanouissait, devenait bleu, la verge entrait en demi-érection par les efforts qu'il faisait; la rétention était complète.

Je tentai le cathétérisme avec des algalies droites et courbes du plus petit calibre, et des bougies les plus fines. Je ne pus franchir un obstacle qui se trouvait dans la portion bulbeuse. Je fis une injection graduée et forcée, à la suite de laquelle M. J.... rendit ses urines, mais goutte à goutte. Je plaçai dans l'urètre une sonde de gomme élastique, dont l'extrémité allait jusqu'à l'obstacle. Des bains de siége, des lavemens, de la limonade, furent ordonnés; on appliqua des sangsues au périnée.

Pendant plusieurs jours je fis des injections forcées et graduées, à la suite desquelles les urines sortaient avec moins de douleur et par un petit jet. Je pénétrai bientôt dans la vessie avec une sonde droite d'argent du plus petit calibre, et percée par les deux extrémités. A l'aide de cette sonde, je fis une injection avec de l'eau de guimauve. L'injection fut immédiatement rendue avec des mucosités purulentes. J'essayai des bougies; mais elles venaient toujours se replier sur elles-mêmes contre le rétrécissement.

Comme je ne pouvais voir le malade aussi souvent que je l'aurais désiré, je lui laissai un de mes appareils, et il se fit lui-même deux et trois injections par jour. Il se trouva promptement mieux, et urina avec beaucoup plus de facilité. Le méat urinaire se rétrécit (M. J.... avait un hypospadias). Un dilatateur y fut introduit; mais ce moyen devenant insuffisant, je fus obligé de débrider avec un bistouri. Chaque jour, après l'injection, on plaçait dans l'urètre de petites sondes de gomme élastique d'un diamètre gradué. Le 20 mars 1825, la bride me paraissant assez dilatée, je fis usage pour la première fois de l'urètrotôme : au sentiment de douleur qu'accusa le malade, je m'aperçus que la bride avait été divisée; et aussitôt que l'instrument fut retiré, le jet des urines sortit naturellement; il s'écoula un peu de sang. Le malade porta une sonde pendant quelques jours pour favoriser la cicatrisation; mais bientôt il ne voulut plus la garder, et se croyant suffisamment guéri, dès-lors il recommença ses excès en vin et en liqueurs de toutes espèces.

DEUXIÈME OBSERVATION.

M. O...., homme de lettres, âgé de 47 ans, d'un tempérament lymphatico-nerveux, et d'une santé originairement robuste, mais réduite depuis quelques années à l'état valétudinaire par suite des excès de la jeunesse, a contracté en sa vie diverses blennorrhagies; les unes furent convenablement traitées, les autres abandonnées à elles-mêmes; dans aucun cas il ne fut pratiqué d'injections.

A l'âge de 35 ans environ, M. O.... s'aperçut pour la première fois que l'écoulement des urines par l'urètre ne s'opérait plus avec facilité et plénitude comme auparavant. D'abord les urines se firent attendre quelques secondes, ensuite des minutes; ce qui se remarquait après le coït : le malade ne pouvait uriner alors qu'un quart-d'heure après la manifestation du besoin. Bientôt les urines coulèrent par ressauts ou par jets entrecoupés, comme si la disposition intérieure de l'urètre eût comporté l'existence de valvules. Quelquefois M. O.... se plaignait d'être trop souvent pressé par le besoin d'uriner, et de ne pas dormir assez, car ce besoin se multipliait communément pendant la nuit. Du reste, la qualité des urines était souvent variable, tantôt légèrement citrine, et tantôt rougeâtre ou brunâtre, et d'un fond sale et épais ; ce qui pouvait tenir au mauvais état habituel des digestions.

Au commencement de 1825, la difficulté d'uriner augmenta. La saison des chaleurs la rendit plus incommode encore, et le 23 juillet cette difficulté devint telle, que les urines s'écoulèrent d'abord goutte à goutte, et qu'à partir de midi, il y eut rétention complète d'urine. Deux heures après, ayant été appelé par M. le docteur Sorlin, médecin du malade, je me mis en devoir d'écarter l'obstacle, que je reconnus être un rétrécissement du canal. Je pratiquai sur-le-champ une injection forcée et graduée; les urines vinrent aussitôt par gouttelettes, d'abord rares, puis de plus en plus fournies et rapprochées, sous les contractions de la vessie qui long-temps encore conserva un sentiment douloureux d'irritabilité et d'épreinte. Ce jour-là, 20 sangsues furent appliquées au périnée. Il survint de la fièvre. Le 24, il se manifesta dans la région de la vessie et du ventre, de la chaleur et de la douleur, qu'on combattit au moyen de cataplasmes émolliens, et par une saignée du bras assez abondante.

Le 25, la fièvre diminue; douleur au bout du gland, chaque fois que l'urètre vient à exprimer les dernières gouttes d'urine. Celle-ci coule plus facilement et par un jet plus large qu'avant la rétention. Le soir, il se manifeste un tremblement nerveux général plus incommode que douloureux, qui dure environ une demi-heure. A ce frisson succède de la chaleur. Ce tremblement n'était point nouveau pour le malade, qui en de certains cas de vives émotions, soit morales, soit physiques, l'avait fréquemment éprouvé.

Le 26, répétition des injections forcées et graduées, dont jusqu'alors on avait fait usage chaque matin, depuis le 23 juillet. Même souffrance dans le trajet du canal chaque fois que l'eau y pénètre. Ce jour-là, tremblement nerveux le matin et le soir. Je crus devoir retirer la bougie de gomme élastique qui avait été laissée à demeure dans l'urètre, et je cessai en même temps l'emploi des injections.

Le 27, attaque nouvelle, légère, et presque pas de fièvre; les urines vont bien. Les 28 et 29, apyrexie complète; point de douleur ni de spasme. Le malade prend un potage au gras. Le 30, fièvre vers le soir, après avoir mangé un œuf frais et pris un bouillon, dont le malade dit s'être aussitôt senti incommodé.

Le 31, malaise dans le jour, et fièvre intense le soir. Ce jour-là, autre imprudence. Le malade avait mangé quelque peu de fraises préparées avec du lait et du sucre. Le 1er août, nouvel accès de fièvre; un seul bouillon gras dans la journée. Le 2 août, la fièvre continue avec redoublement matin et soir; bouche pâteuse, sentiment fugace de froid intérieur. Tisane adoucissante, diète.

(13)

Le 3, fièvre considérable, ardeurs abdominales avec sentimens d'embarras et de pesanteurs dans la partie comprise entre l'épigastre et le nombril (25 sangsues sur le ventre, qui donnèrent peu de sang; cataplasme émollient). Diminution des ardeurs et de la tension abdominale. Selles glaireuses, ayant succédé à des lavemens simples.

Le 5, nuit agitée, rêves, langue sèche et épaisse, pouls fréquent et relevé. Nouvelles sangsues sur le ventre, dans le but de combattre l'inflammation présumée des intestins, ou du moins d'en écarter complètement le germe.

Le 6, nuit encore agitée, cependant mieux-être le matin. Régime adoucissant, petit lait, bains de siége, cataplasmes émolliens sur le ventre.

Les jours suivans, état à peu près stationnaire, si ce n'est qu'il se déclare au scrotum, à l'endroit correspondant au bulbe de l'urètre, un noyau douloureux d'engorgement, qui a fini par devenir un énorme abcès critique. L'ouverture de cet abcès fit tomber la fièvre, qui durait depuis 21 jours; quelques jours après, le 6 septembre, M. O.... partit pour la campagne, presque entièrement guéri de son abcès et de ses effets sur la santé générale.

Revenu à Paris le 21 septembre, M. O.... se soumit au traitement de ses rétrécissemens, à commencer du 8 octobre suivant.

Depuis cette époque, jusqu'au 9 novembre, je me suis occupé à dilater chaque matin, par le procédé des injections forcées et graduées, le canal de l'urètre, procédé dont le malade a parfaitement supporté l'application.

Le 10 novembre, pensant que les deux rétrécissemens que j'avais reconnus étaient suffisamment dilatés, je divisai le premier avec l'urètrotôme, et le second huit jours plus tard.

L'extrême sensibilité du malade, et la permanence d'un point plus ou moins douloureux à l'endroit du scrotum, où il s'était manifesté à l'époque de la formation de l'abcès, ont exigé des précautions particulières dans l'application du moyen : la présence de la sonde dans l'urètre, nécessaire pour favoriser la cicatrisation, irritant le malade, on était obligé de ne la laisser dans le canal que la nuit.

Aujourd'hui M. O.... urine à plein canal, n'éprouve ni gêne ni douleur en urinant, et se trouve aussi bien que possible sous tous les autres rapports de sa santé.

TROISIÈME OBSERVATION.

M. D...., âgé de 70 ans, d'une constitution pléthorique, affecté depuis plusieurs années d'un asthme périodique, eut il y a environ trente ans deux gonorrhées.

Depuis la disparition des écoulemens, M. D.... éprouvait de la difficulté à uriner; et toutes les fois qu'il satisfaisait à ce besoin, il ne pouvait rendre tout au plus qu'une ou deux onces d'urine.

Le 1er janvier 1826, à 8 heures du soir, il voulut uriner en se couchant; mais il ne put y parvenir. Les douleurs qu'il éprouvait étaient supportables; il se mit au lit, et sommeilla un peu; mais à deux heures du matin il éprouva tous les symptômes de l'ischurie; depuis deux heures jusqu'à dix heures, il fit d'inutiles efforts pour uriner.

Le 2, à 10 heures du matin, ayant été appelé par M. le docteur Grimaud, je me rendis chez le malade. Il était dans les plus vives angoisses; le pouls était agité, la face rouge, le ventre tendu et globuleux à sa partie inférieure ; les veines sous-tégumenteuses abdominales, se dessinaient sous la peau ; le pénis était en demi-érection.

Ne sachant si l'ischurie était due à une paralysie de la vessie, ou à un rétrécissement de l'urètre, je sondai le malade avec une algalie n° 3, qui fut arrêtée par un obstacle situé dans la région bulbeuse. Quoique je ne fisse aucun effort pour franchir l'obstacle, le seul contact de l'instrument contre le rétrécissement suffit pour faire couler quelques gouttes de sang ; ce qui ne fit qu'augmenter le malaise du malade. Il y avait quatorze heures qu'il n'avait uriné, et ordinairement il urinait de douze à seize fois par nuit.

Je fis une injection forcée et graduée d'eau tiède, qui, en dilatant l'ouverture du rétrécissement, chassa d'avant en arrière le bouchon de mucosité qui l'obstruait. Aussitôt que le liquide de l'injection eut rencontré l'urine, le malade s'écria qu'il était sauvé, et immédiatement après il urina comme les jours précédens. En urinant, il me témoignait sa gratitude de la manière la plus expressive. Il rendit en deux fois près de deux livres d'urine trouble.

Une remarque à faire ici, c'est que le ventre resta globuleux à sa partie inférieure, disposition habituelle chez les vieillards ; ce qui peut-être aurait pu faire croire que la vessie ne s'était pas complètement vidée ; mais le malade m'apprit qu'il ne rendait pas plus d'urine dans l'espace de temps qu'avait duré la rétention. D'ailleurs je mis en pratique, pour explorer le ventre, le moyen ingénieux qu'a imaginé M. Rostan pour distinguer une hydropisie enkystée d'une hydropisie ascite, c'est-à-dire, que je percutai l'abdomen, et je fus convaincu que les intestins seuls faisaient proéminer le ventre en bas. Ces observations, très-faciles à faire, sont d'une très-grande utilité, surtout lorsqu'on introduit une sonde d'argent dans la vessie; car, comme le savent les praticiens, la vessie, dans pareil cas, a été perforée par le bec de la sonde, lorsqu'elle était vide, et que la tuméfaction du ventre en imposait.

Depuis le 2 février, M. D.... urine comme avant l'accident (1).

(1) Dans le traitement des rétrécissemens par les injections forcées et graduées, il faut bien se garder d'employer les seringues ordinaires comme l'ont fait quelques praticiens. Car non-seulement elles seraient sans succès, mais pourraient même être accompagnées d'accidens graves; en effet, si l'urètre est très-rétréci, la partie de ce canal qui se trouve devant l'obstacle est trop promptement distendue par la colonne de liquide que fournissent les seringues ordinaires. Si au contraire le rétrécissement est un peu lâche, ce même liquide arrivant trop vite dans la vessie, fera éprouver à cet organe une distension trop rapide et dont il n'est point susceptible. Il faut autant que possible imiter le mécanisme de la nature, et on y parviendra jusqu'à un certain point, en mettant en usage des bouteilles de Caoutchouk, que l'on peut comprimer d'une manière très-graduée, et dont le tube extrêmement fin ne laisse échapper qu'une très-petite colonne de liquide.

DE L'IMPRIMERIE DE PLASSAN, RUE DE VAUGIRARD, N° 15,
DERRIÈRE L'ODÉON.